AF245396

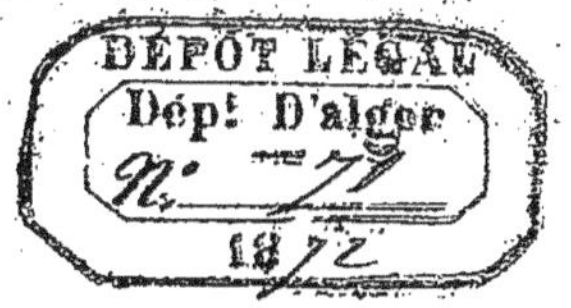

DU TRAITEMENT SIMPLE

ET DU

TRAITEMENT SPÉCIFIQUE

DES

ACCIDENTS VÉNÉRIENS

PAR

Le Dr A. BERTHERAND

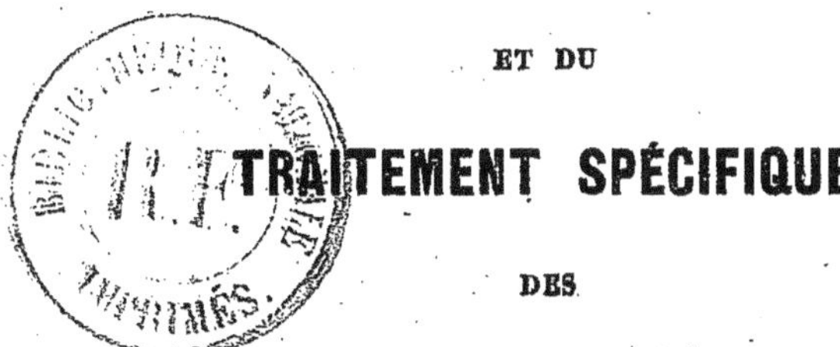

(Note extraite de la 2º Édition du **PRÉCIS DES MALADIES
VÉNÉRIENNES**, du même Auteur.).

PARIS

Chez J.-B. BAILLIÈRE, LIBRAIRE, rue Hautefeuille, 19.

1873

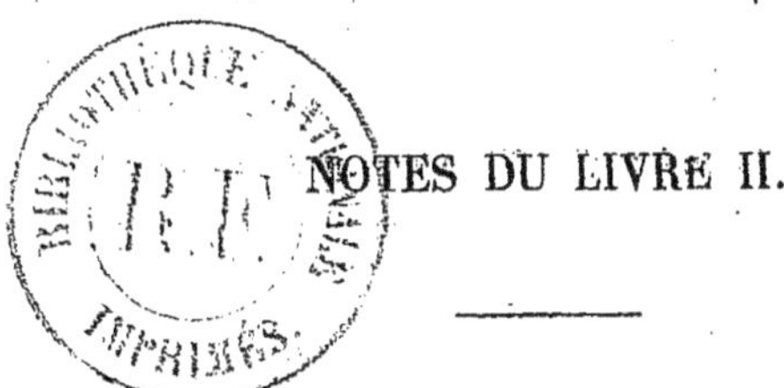

NOTES DU LIVRE II.

J'ai dit quelle profonde atteinte le règne des doctrines physiologiques porta à l'ancien dogme de la virulence syphilitique, et les conséquences thérapeutiques qui en découlèrent. Les maladies vénériennes, ramenées au type inflammatoire pur, durent ne plus être traitées autrement que leurs congénères du cadre nosologique décrété. La diète et les antiphlogistiques pourchassèrent honteusement les spécifiques, désormais inutiles et incendiaires. La méthode était simple et facile... mais elle ne guérissait pas ou guérissait mal. Si bien, que les protestations des patients, entraînant bientôt celles des praticiens de bonne foi, une réaction surgit et, dans son intensité, ne contribua pas peu au renversement de l'idole, dont le culte enthousiaste avait un moment obscurci les yeux de l'observation, renié les conquêtes, les traditions de l'expérience.

Lorsqu'en 1852, j'eus à rassembler les éléments contradictoires d'un procès, en quelque sorte déjà gagné, tant se trouvaient imposants alors le nombre des témoignages contraires au traitement simple, la valeur des résultats favorables au spécifique, j'étais bien loin de m'attendre à devoir, quelques années plus tard, revenir sur une thèse qui paraissait épuisée. Non loin du Val-de-Grâce devenu silencieux, l'Hôpital du Midi inoculait le virus, pour en justifier l'existence par l'identité de sa reproduction, et préconisait l'indispensabilité d'un traitement approprié aux différentes formes, aux différents âges de la maladie. Comment prévoir, dès lors, que, du sein de cette école, si affirmative et si absolue, sortiraient un jour à nouveau, comme

4 bis.

corollaires de l'avènement de la dichotomie ulcéreuse syphilo-
génique, le doute, la négation touchant l'opportunité des médications spécifiques ?

En 1856, le Dr Hermann (de Vienne), émet les propositions
suivantes: 1° Le mercure n'est jamais un moyen curatif de la
syphilis, 2° il n'y a pas de syphilis secondaire ; 3° toutes les
formes morbides, décrites sous le nom de syphilis secondaire,
sont dues à l'action du mercure. Ces idées, développées, com-
mentées par Lorinser, ont conduit un syphilographe bien connu,
M. Waller, à élucider expérimentalement la question de la stase
et de la fixité du mercure dans l'économie. M. Waller a établi
1° que le mercure est éliminé *spontanément* par les reins, sans
l'intervention obligée de l'iodure de potassium, et cela après
chaque incorporation du métal ; 2° que la présence du mercure
dans l'économie n'est pas la cause de la syphilis constitutionnelle, puisque il existe des cas où celle-ci se manifeste sur des
individus qui n'ont subi de traitement ni mercuriel ni autre, et
chez lesquels le mercure n'apparaissait, dans l'urine, qu'après
l'administration d'une préparation hydrargyrique ; 3° que la
syphilis constitutionnelle pure, indépendante de l'action mercurielle, est tout à fait la règle. puisque, dans ses recherches,
une fois sur cinq seulement, sur un total de 310 cas de syphilis
constitutionnelle, le traitement mercuriel antécédent a pu être
noté ; 4° que la marche chronologique des accidents secondaires
est, à très peu de choses près, la même, après ou sans l'administration des mercuriaux.

Faisant justice des accusations gratuites portées à la charge
de l'hydrargyrisme, M. Waller ne reconnaît, comme incombant
réellement à l'usage et à l'action du mercure, que : l'exanthème
cutané qui suit l'emploi des frictions et emplâtres, dans la com-
position desquels entre quelque élément mercuriel ; la stomatite
mercurielle, qui peut à son tour influencer, *par extension*, les os
de la face, si on ne la contient pas dans de justes bornes ; puis
enfin, quelques phénomènes généraux sur le tube digestif, tels

que nausées, inappétence, vomissements, coliques, flux diar-
rhéiques ; de légères céphalalgies, parfois, mais rarement l'é-
pistaxis. Si les malades maigrissent sous l'influence du traitement hydrargyrique, il faut faire la part de la sévérité de régime qui l'accompagne ; le plus ordinairement, il n'en est ainsi
qu'au début. Aucun fait positif ne justifie l'attribution au mercure, thérapeutiquement employé, des altérations osseuses simi-
laires à celles déterminées par la syphilis constitutionnelle.

Pour M. Dolbeau, dont les convictions sont assez intimement
acquises aux idées de M. Diday, non seulement le mercure est
inutile, dans les accidents primitifs, et ne sert qu'à empêcher de
constater, par leur évolution libre, si la syphilis est *faible*,
moyenne ou *forte*, mais il faut s'en abstenir encore, lorsque, à
cette période d'expectation, succèdent des phénomènes d'infection secondaire.

En cette manière de voir, M. Dolbeau s'appuie principalement
sur deux arguments .

1º Certains malades guérissent définitivement par les seuls
efforts de la nature :

2º Beaucoup de sujets non traités par le mercure se montrent
journellement dans les hôpitaux généraux, avec des accidents
tertiaires et l'iodure de potassium les guérit toujours, parfois
même avec une rapidité merveilleuse. M. Dolbeau attend des
preuves en faveur du traitement mercuriel, de l'efficacité duquel
il n'est pas convaincu, « non pas, dit-il, que je nie l'action du
mercure, mais je crois que les sels mercuriels modifient l'évolution de la syphilis, la *retardent* peut-être, mais qu'ils ne la
guérissent jamais. »

M. Cullerier reconnaît que le mercure, administré dès les accidents primitifs de la vérole, peut troubler l'évolution de celle-
ci — argument dont j'avoue ne pas trop comprendre la portée
anti-spécifique, si cette perturbation, en définitive, doit profiter
au malade. — Sans doute, ajoute-t-il, beaucoup d'individus
atteints d'accidents secondaires, guérissent sans mercure, de

même que l'on voit le chancre, le chancre induré lui-même,
non traités, ne pas être suivis des autres phénomènes évolutifs
de la syphilis. Mais la prudence pratique doit l'emporter sur
les prévisions de la théorie et, puisque le mercure est sinon
l'antidote, du moins le meilleur remède de l'empoisonnement
vénérien, il faut l'employer, au moins contre les accidents secondaires.

De l'avis de M. Verneuil, comme on ne sait jamais à l'avance
si une vérole sera faible ou forte, passagère ou tenace, on ne
peut admettre l'expectation en principe absolu. Il faut faire intervenir le traitement spécifique, et le plus tôt possible. L'expérience démontre que, chez les malades attentifs et soumis,
ayant suivi un traitement secondaire suffisamment prolongé et
bien conduit, les accidents tertiaires sont excessivement rares.
Si l'expectation est avantageuse au médecin qu'elle éclaire, elle
est préjudiciable au malade qu'elle abandonne sans défense à
l'envahissement diathésique du virus, à l'altération des tissus
et des humeurs, si bien que l'on voit souvent l'iodure de potassium impuissant à en modifier les effets. Le traitement mercuriel, prudemment dirigé, avec le concours des adjuvants de
l'hygiène, du régime et des toniques, est, dans l'immense majorité des cas, tout à fait innocent. Il importe donc de combattre, à son égard, le préjugé vulgaire.

Velpeau, qui a apporté, à l'examen et à la discussion de
toutes les questions de la chirurgie et de la médecine, le sens
positif d'une observation, dans laquelle la considération des
conquêtes théoriques ne saurait étouffer la voix de l'expérience
clinique, a pour ainsi dire pris sur le fait la virtualité mercurielle. Ayant soumis un certain nombre de malades au traitement simple, il a vu les accidents disparaître, il est vrai, chez
une moitié environ, mais persister, s'aggraver chez les autres
qui, pour arriver à la guérison, ont dû prendre du mercure.

Dans ces derniers cas, l'action du médicament s'est révélée
avec une évidence telle qu'ils ont porté, dans l'esprit du Pro-

fesseur de la Charité, l'entière conviction qu'elle était due au mercure et au mercure seul. Il a vu, par exemple, des vénériens atteints de bubons, que les médications simples n'avaient pu arrêter dans leur développement, guérir rapidement dès l'administration de la liqueur de Van-Swiéten. Chez beaucoup de malades, affectés d'accidents syphilitiques de diverse nature, de lésions secondaires des membranes muqueuses, les émollients, les adoucissants, les antiphlogistiques n'avaient rien produit ; mais aussitôt que le proto-iodure de mercure leur a été donné, l'amélioration s'est immédiatement prononcée et n'a cessé de faire des progrès jusqu'à l'entière guérison. Il est donc inadmissible à ses yeux que la vérole guérisse mieux sans mercure qu'avec l'aide de ce médicament.

M. Desprès élève d'abord, à l'encontre de la puissance anti syphilitique du mercure, une objection doctrinale dont nous laissons au lecteur le soin d'apprécier la valeur. « La vérole, dit-il, est comparée à un empoisonnement. Or, comme on ne connaît aucun spécifique capable d'aller neutraliser un poison quelconque introduit dans le torrent de la circulation, il serait bien extraordinaire que la nature eût créé une exception à l'égard du virus syphilitique. » M. Desprès, à son insu j'imagine, confond ici l'empoisonnement aigu, produit par certaines substances rapidement destructives des tissus ou de l'innervation, avec l'empoisonnement chronique, processus pathologique à évolution lente et graduée, qui constitue même un des procédés usuels de la pharmacothérapie. Quant aux chiffres qu'il a invoqués, à la suite de recherches embrassant une durée de *dix-huit mois*, il semble qu'il faille en récuser beaucoup, sinon la totalité. Que peuvent apporter de preuves à la réalité des guérisons, les résultats circonscrits dans les termes d'une aussi courte période ? M. Depaul, M. Panas, M. Nélaton ont reçu, dans leurs services cliniques, plusieurs malades sortis des mains de M. Desprès, figurant assurément aux tableaux favorables excipés par ce chirurgien, et dont les accidents diathésiques protestaient hautement contre la qualification de guéris que ces relevés numéri-

ques leur conféraient. En soulevant le voile qui, dans les déter-
minations un peu vagues, et non moins précipitées de M. Desprès, abrite le réquisitoire anti-spécifique, on découvre que certains méfaits imputés au traitement mercuriel s'appliquent,
pour une large part, aux abus de la médication, incomplète,
mal dirigée ou abusive, soit de la part du malade soit du fait
des charlatans, entre les mains desquels la crédulité publique,
surexcitée par les effronteries de la réclame, monopolise, en
quelque sorte, la curation des « maladies secrètes. »

Le système de l'expectation, préconisé par MM. Dolbeau,
Mossous, Diday, Perrin, a rencontré des opposants, très caté-
goriques et très autorisés, en MM. Panas et Depaul. Il est tels
accidents de la syphilis, l'iritis pour n'en citer qu'un, très pro-
gressifs de leur nature et qu'il y aurait péril à abandonner aux
conséquences d'une aggravation inéluctable. Paul Dubois, Da-
nyau, MM. Blot et Depaul ont remarqué que, plus la syphilis est
récente chez la femme grosse, plus le virus a d'influence fâcheuse
sur le fœtus : livrés à eux-mêmes, les enfants atteints de syphilis, au moment de leur naissance, succombent presqu'inévitable-
ment.

Pour M. Ricord, qui a, sans contredit, le plus contribué à ré-
habiliter de nos jours la médication spécifique, le mercure donné en petites quantités est incapable de produire dans l'économie des troubles dangereux. J'ai protesté, dans les mêmes termes, de son innocuité, sous cette condition, et j'ai souligné celle
d'une administration méthodique. Je crois donc peu, pour ma
part, à toute cette fantasmagorie de symptômes graves, imputés assez légèrement au médicament, quand ils procédaient peut-
être plutôt des états antérieurs ou concomitants du malade et
surtout de la maladie elle-même, la vérole. Ne les ayant pas
constatés, ou ne les ayant notés qu'en proportion infime, sur des
milliers de vénériens traités presqu'invariablement par les mercuriaux, je n'ai point eu à m'en soucier, quand j'ai voulu ré-
soudre le problème de la prévalence du traitement *spécifique*
sur le traitement *simple*.

Une autre question m'a surtout captivé, je dois en convenir, celle des *récidives*, après l'une et l'autre thérapeutiques. On a pu voir à quelles conclusions formelles m'ont conduit à cet égard mes recherches statistiques et les témoignages que j'ai cherché à mettre en relief, entièrement dégagé des préoccupations et des terreurs hydrargyriques, que de nouveaux cris d'alarme ne sauraient réveiller en moi.

A propos de cette question des *récidives*, j'éprouve le besoin de soumettre quelques observations à M. Diday et, puisque le mot lui paraît impropre, ou gênant à un point de vue doctrinal que je ne saisis pas bien, j'adopterai, un moment, celui de *poussées*, qui lui convient mieux. « Les poussées, dit-il, dénotent toujours » une syphilis d'autant plus forte qu'on les observe plus fré- » quemment. Disons, cependant, qu'on les observe très sou- » vent. C'est ainsi que sur 46 malades traités *sans mercure*, 43 » en ont eu. » Que la syphilis expose à des récidives, à des *poussées* fréquentes, à coup sûr c'est bien là une énonciation qui ne surprendra aucun syphiliographe, à quelle école qu'il appartienne, et c'est bien aussi contre cette tendance, qui est, pour la généralité, un des attributs de la maladie, que le mercure a été préconisé, presque par tous, comme un des moyens reconnus les plus aptes à prévenir ces retours de l'infection. Malgré le traitement hydrargyrique, sans doute, l'immunité, entre leurs mains, a fait maintes fois défaut. Mais, et je crois pouvoir aussi l'affirmer, au nom du plus grand nombre, grâce au mercure, nous n'avons jamais vu la récidive ou la *poussée* se produire dans les proportions énoncées par notre confrère : j'avouerai même pour ma part, ne pas bien comprendre la portée que son argumentation me dérobe dans la statistique sus-énoncée.

Faut-il donc, comme le professe encore M. Diday, laisser marcher la syphilis pour bien l'observer, et savoir si elle est faible ou forte, pour s'abstenir définitivement du mercure dans le premier cas, y recourir dans le second ? A cela je réponds : que nul ne saurait aujourd'hui, durant cette période d'attente, si large qu'on la mesure et d'autant plus périlleuse, à mon avis, qu'on la prolongera davantage, déterminer quels seront les retentissements ultérieurs de la maladie. L'observation n'apprend-elle pas surabondamment que les accidents, jugés les plus légers, par les malades et leurs médecins, ont été précisément la porte d'entrée de l'infection diathésique ultérieure, la plus éclatante et la plus rebelle ? Loin de perdre ainsi un temps précieux, ne vaut-il pas mieux, comme nous en avons cliniquement déduit le précepte, aussitôt les premières manifestations inflammatoires et la contre-indication qui en découle passées, administrer le mercure à dose réfractée, en surveillant attentivement ses premiers effets, en étudiant ses réactions individuelles, au triple point de vue de la marche des lésions, de l'idiosyncrasie du sujet, de l'état de ses organes digestifs, se ménager, en un mot, la possibilité de le suspendre à propos, si on vient à appréhender qu'on l'ait administré prématurément, au lieu d'encourir le regret d'avoir attendu les révélations tardives d'une gravité, dont l'expectation n'aura fait que favoriser le principe et seconder le développement ?

Les médecins qui, comme MM. Ladureau, L. Leclerc, Armand, E. Bertherand, comme nous, avec la grande majorité des médecins militaires, ont observé la syphilis, en Algérie, en Kabylie et sur les confins du Sahara, sont tout édifiés sur les prétendus mérites de l'abstention du mercure, et le profit qu'il y a à abandonner à eux-mêmes les accidents de *syphilis faible* ; ils les ont vus, non combattus par le spécifique, se traduire, après des transmissions successives, en ulcères profonds et étendus de la verge ou du vagin, de l'aîne, de la face, du cuir chevelu, hideux à voir et derrière lesquels, dans la profondeur des organes et des tissus, la diathèse mine sourdement l'économie, en y développant à son aise ses ravages les plus destructeurs.

M. Diday ne veut pas formuler contre le mercure l'accusation de produire soit la nécrose, soit la carie des os. Il lui reproche seulement d'aggraver l'alopécie, d'être un altérant antiplastique, qui exerce sur 'économie une action funeste et constante, de

provoquer parfois des stomatites effrayantes, des gengivites ul-
céreuses opiniâtres, de déterminer des nausées, des vomissements, des coliques, de l'inappétence, des dyspepsies, des trem-
blements nerveux, et finalement... la folie ! C'était beaucoup
déjà, sans doute, que M. Ricord l'eût soupçonné de contribuer
à produire le phagédénisme. Mais M. Diday lui a trouvé, on le
voit, assez d'autres noirceurs pour insister sur cette peccadille.
Il est vrai qu'il a observé un cas de folie, chez un avocat, « qui
consultait trois médecins à la fois, et faisait pour ainsi dire trois
traitements !» Un autre argument, que nous ne pouvons trouver
plus sérieux, consiste dans le défilé de 14 cas d'insuccès dus au
traitement hydrargyrique, chiffre assez peu imposant, il faut en
convenir, de la part d'un praticien aussi accrédité, que M. Diday. Mais pourrait-il multiplier ces exemples « à l'infini » comme il l'ajoute, quelle autre conclusion en tirer, sinon que la vérole, affection difficile à guérir, incurable à sa période constitutionnelle, comme quelques syphiliographes modernes l'ont
soutenu, peut et doit souvent se montrer réfractaire même au
traitement réputé le meilleur ?

Une fois pour toutes, fixons-nous sur ce qui en est véritable-
ment de l'action, réputée nocive, du mercure et de ses composés.

Les expériences de MM. Cl. Bernard, G. Sée et Kusmaül, con-
firmant scientifiquement les révélations de l'observation clinique, ont bien établi les effets altérants et dénutritifs du mercure
sur l'économie. D'autres expérimentations, instituées depuis par
M. Liégeois, dans des conditions diverses, sembleraient indiquer
que les résultats précités n'appartiennent qu'à l'administration
du médicament, à hautes doses. En effet, les animaux comme les
malades, soumis aux injections hypodermiques de sublimé, à la
dose de 4 milligrammes par jour, en deux fois, ont présenté gé-
néralement une augmentation d'embonpoint, constatée par les
pesées les plus exactes.

D'autre part, des analyses de l'urine faites, à l'hôpital du Midi,
par un chimiste très compétent, M. Byasson, ont démontré qu'à

petites doses, le sublimé active en même temps le travail de dé-
sassimilation. De là une rénovation, à bref délai, des principes
immédiats des tissus anciens, en même temps que la disparition
des tissus nouveaux, des néoplasmes syphilitiques. « On a attri-
bué, disait Forget, aux mercuriaux, deux propriétés principales
qui n'ont pas peu contribué à la vogue dont ils jouissent, même
en dehors de la spécificité antisyphilitique. On les a considérés
comme des médicaments antiphlogistiques, doués, en outre, d'un
pouvoir résolutif, liquéfiant, des produits plastiques. »

Trousseau, dans ses *Leçons sur la chlorose*, rapporte deux faits
bien propres à faire réfléchir ceux qui ne veulent voir, dans le
mercure, qu'un agent destructeur des propriétés plastiques et
alibiles du sang. Deux femmes, profondément anémiques,
résistaient, dans son service, aux médications habituellement les
plus efficaces, quand, éclairé par l'apparition d'une exostose ti-
biale chez l'une, et, chez l'autre, la coïncidence d'une syphilis infantile de son nourrisson, l'éminent thérapeutiste n'hésita pas à
prescrire la liqueur de Van-Swiéten. Toutes deux se rétablirent
assez lestement et dans des conditions de santé les plus floris-
santes. Voilà donc le mercure plus favorable que les ferrugi-
neux à la reconstitution du sang, malgré l'abaissement des glo-
bules ?

Pour M. M. Sée, l'aglobulie ne serait rien moins que démontrée
et la diminution de l'albumine est le seul phénomène qui se produit, sous l'influence dénutritive du médicament. Le sang des
ouvriers qui travaillent dans le mercure, n'accuse pas d'aglobulie : il est très coagulable et la couenne abondante qu'on y observe ferait supposer une augmentation plutôt qu'une diminution de fibrine. L'action thérapeutique se résume en deux effets
principaux, élimination et dénutrition : elle opère sur les épithé-
liums, la peau et les muqueuses ; elle détruit toutes les hyper-
plasies.

La plupart des adversaires du mercure ne manquent pas d'invoquer, comme témoignage accablant de son impuissance, cette opinion, formulée pour la première fois par M. Ricord : le mercure *blanchit* la vérole, mais ne la guérit pas. Quelques-uns, avec une sorte de variante, disent : il ne fait que retarder, entraver l'évolution normale de la syphilis. A parler vrai, l'argument m'a toujours paru spécieux et je suis tenté de croire qu'il se répète un peu « de confiance » *in verba magistri*. J'entends communément proclamer que le soufre et l'arsenic guérissent les dartres : que les eaux minérales salines guérissent les rhumatismes ; Vichy, la goutte ; Contrexeville, la gravelle, etc. Et cependant, Dieu sait si dartres, rhumatisme, goutte et gravelle sont sujets à récidives, voire même à complications ! Ils n'ont donc, eux aussi, les puissants modificateurs thérapeutiques précités, que *blanchi* la maladie ? A ce compte-là, j'entrevois bien peu de remèdes guérissant bien, et encore moins de patients bien guéris !

Quoi qu'il en soit, on ne nous donne guère à penser, jusqu'à présent, que le traitement simple, doublé des toniques, guérisse plus dans le sens absolu du mot. Mon avis serait donc que, sauf meilleur informé, les syphilitiques font sagement encore de s'en tenir au mercure, s'il les blanchit suffisamment pour que, longtemps sinon toujours, la vérole les laisse en paix, ou s'il retarde seulement l'évolution de la syphilis, assez pour que celle-ci ne vienne que le plus tardivement possible (je ne dirai pas jamais) se rappeler à leur souvenir.

Lors de mon premier plaidoyer en faveur du mercure, la critique, dont je me plais d'ailleurs à reconnaître la bienveillance générale pour mon œuvre, exprima cette idée, que les preuves avancées à l'appui de mon opinion n'échappaient peut-être pas, à certains égards, aux reproches que j'avais formulés contre les arguments et les chiffres de mes adversaires. Je résolus, dès lors, de continuer mes recherches, de poursuivre à nouveau ma statistique, mais non plus, cette fois, sur des résultats, en majorité recueillis dans la pratique des hôpitaux militaires, où la mobili-

té de la vie de garnison fait trop tôt perdre de vue les malades,
sous le rapport de la solidité, de la perennité de la cure.

Pendant une période de dix ans environ, chargé de la direc-
tion de deux services hospitaliers civil et militaire, en possession
d'une clientèle très étendue, dans une ville importante, j'ai ou-
vert un registre où j'ai inscrit religieusement tous les faits d'accidents vénériens primitifs et consécutifs qui se sont successive-
ment offerts à mon observation. Le dépouillement que j'en fais
aujourd'hui, peut se résumer comme suit :

Déduction faite des uréthrites aigues ordinaires, j'ai vu et
traité 817 cas divers de syphilis ;

595 ulcères dits mous et indurés, dont 295 ont été compliqués
d'adénites ;

117 syphilides diverses ;

48 cas de syphilis infantile ;

17 affections de la gorge et du palais ;

21 exostôses, périostôses et caries ;

16 iritis spécifiques ;

3 testicules vénériens ;

10 névropathies syphilitiques.

De ce total de malades, 371 sont venus à moi, atteints pour
la première fois par l'infection; 327 ont été traités d'emblée par
le mercure (liqueur de Van-Swiéten ou pilules de bichlorure).
Sur 44, dont les symptômes primitifs (ulcérations bénignes) m'a-
vaient paru pouvoir attendre le critérium de l'expectation, 16
seulement ont guéri, ou du moins ont pu se croire guéris, j'aime
du moins à supposer telle, la raison qui ne les a pas ramenés

ans mon service ou dans mon cabinet ; chez les 28 autres, le traitement simple a été impuissant : les manifestations, stationnaires ou progressives, m'ont contraint de faire intervenir le spécifique qui a déterminé, plus ou moins rapidement chez tous, de l'amélioration et finalement la guérison.

Parmi les 446 sujets ayant eu déjà des accidents primitifs oubliés, ou qui offraient, en dernier lieu, des lésions consécutives, 132 accusaient, pour antécédents, des blennorrhagies rebelles ; 314 des chancres légers superficiels, contre lesquels 210 n'avaient fait que des traitements simples ; 104 avaient pris, la plupart sans méthode et sans hygiène, qui du mercure, qui de l'iodure de potassium, à doses et en quantité qu'ils ne pouvaient même pas déterminer non plus que la durée de cette médication illusoire.

35 cas de syphilis infantile provenaient de mères infectées seules, dont 21 présentaient des symptômes constitutionnels à leur insu et pour lesquels, par conséquent, elles n'avaient subi aucun traitement. Chez 14 autres mères, accouchées d'enfants infectés, je n'ai pu constater, dans le présent, ni relever, dans le passé, aucun indice de syphilis, mais les maris avaient largement payé leur tribut à la contamination, et sept en portaient encore les stigmates secondaires ou tertiaires. Tous déclaraient ne s'être jamais *sérieusement traités*. J'ai noté 2 morts intràutérines, attribuables à l'infection, certifiée par le *pemphygus neo-natorum*.

En réunissant en un seul groupe, sous la rubrique : *accidents tertiaires*, les 183 différents accidents diathésiques du tableau ci-dessus, je trouve que 95 des sujets infectés n'avaient pas avalé un atome de mercure ; 27 avaient pris des dépuratifs, des bains et des tisanes de toute sorte, 48 s'étaient administré, sans suite, sans adjuvants, des doses insignifiantes de proto-iodure ou de bi-chlorure, 13 témoignaient réellement s'être soumis à un traitement spécifique, dans des conditions probables d'efficacité.

Voici maintenant le résultat de la médication spécifique appliquée par mes soins à l'ensemble de 817 cas de syphilis.

Guérisons sans récidive connue 709 ; cas améliorés, mais non guéris 41 ; guérisons momentanées avec récidives, 51, dont 43 succès définitifs. La durée moyenne du traitement, pour les accidents primitifs a été de 41 à 62 jours. Pour les accidents consécutifs, de 68 jours à 5 mois.

La dose quotidienne de bichlorure prescrite intérieurement, en solution ou en pilules, a varié, pour les adultes, de 6 à 15 milligrammes. Elle a été abaissée, chez les femmes, dans la proportion de un tiers et même de la moitié. Le mode *frictions* était préféré pour les syphilides et les exostoses, le bain, chez les enfants, concurremment avec le traitement de la nourrice. J'ai toujours prescrit l'iodure de potassium, en l'associant au mercure.

Je ne crois pas avoir besoin de commenter cet exposé de ma pratique.

La répulsion qu'a laissée subsister, chez beaucoup de médecins, la tradition physiologique, à l'encontre du mercure, s'entretient toujours, dans le vulgaire, par le souvenir des traitements inhumains qui, lors de l'expansion épidémique du quinzième siècle, furent appliqués en France aux tristes victimes du fléau, dans les hôpitaux où les attendaient les grands remèdes. M. Bouchardat nous en a esquissé le tableau : « relégués d'abord comme des parias dans un lieu nommé les Petites-Maisons, un peu plus tard, admis à Bicêtre et à la Salpêtrière, la moitié de ces malheureux se couchaient, quatre par lit, depuis huit heures du soir jusqu'à une heure après minuit, et les autres depuis une heure jusqu'à sept heures du matin. Les soupentes où on les entassait n'avaient quelquefois que sept pieds de haut, et les fenêtres, clouées et même murées, ne s'ouvraient jamais pour renouveler l'air. Enfin, les infortunés attendaient pendant six mois, neuf mois, un an, avant que d'être traités. Et, à une époque où le roi et toute sa cour se livraient à la débauche la plus effrénée, les indigents, qui souffraient des suites de vices analogues, ne pouvaient, d'après les ordres exprès de l'administration, passer par ces asiles de souffrances, sans être fustigés avant et après leur traitement. »

Déjà, depuis longtemps, la raison et la morale ont fait justice de ces procédés de vaine et barbare répression. Peut-être aussi, et je suis tout disposé à l'admettre avec beaucoup de syphiliographes, la vérole d'aujourd'hui, mitigée par sa transmission successive à travers les organismes, n'a-t-elle plus la même intensité qu'autrefois, à l'époque surtout où la recrudescence épidémique accrut sa violence et fit prévaloir des curations excessives. Le devoir de la science est de bien établir la part de toutes ces circonstances et, dans la juste mesure des choses, de ne point se dessaisir devant l'erreur, l'ignorance ou le préjugé, de l'arme la plus sûre qu'elle possède, pour combattre un ennemi, dont les atteintes menacent et affligent si profondément la société tout entière.

DU MÊME AUTEUR :

Des Pansements rares et fréquents des plaies. — Paris, 1851, in-8°. — Prix : 2 fr.

Des adénites idiopathiques et spécialement de celles du Col. — Paris, 1852, in-8°. — Prix : 2 fr. 50 c.

Des Plaies d'armes a feu de l'Orbite. — Paris, 1850, in-8°. — Prix : 1 fr.

De la Rupture spontanée du Coeur. — Paris, 1856, in-8°. — Prix : 1 fr. 25 c.

Alger et son climat, au point de vue de la Phthisie (Traduit de l'Anglais du Dr Mitchell). — Paris, 1857, in-8°. — Prix : 2 fr. 50 c.

Études sur les Eaux Minérales de l'Algérie. — Paris, 1858, in-8°. — Prix : 3 fr.

Campagne d'Italie de 1859. 2e édition. — Paris, 1869, in-12. — Prix : 2 fr.

Campagnes de Kabylie. — Paris, 1862, in-8° avec carte. — Prix : 6 fr.

Siège de Paris. Histoire d'une Ambulance. - Paris, 1871, in-8°. Prix : 1 fr.

Précis des Maladies vénériennes, 2e Édition, considérablement augmentée. — Paris, 1873, in-8°. — Prix : 7 fr.

De la Résection comme moyen d'éviter l'amputation des membres. — Paris, 1873, in-8° — (Sous presse).